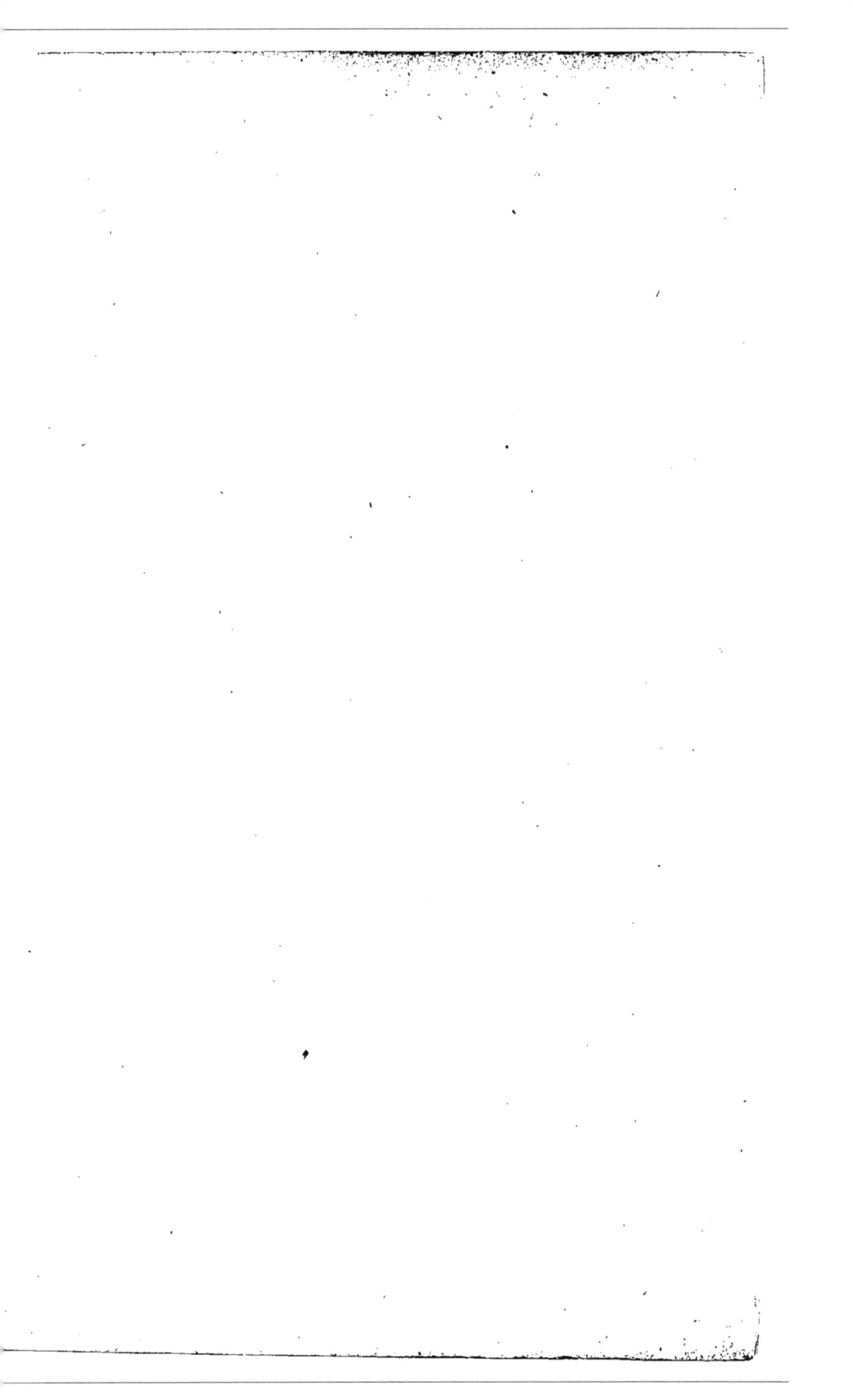

RÉFLEXIONS

Sur la menstruation, et la fécondité des femmes qui ne sont point réglées;

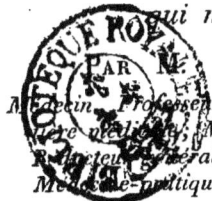

PAR M. J.-F.-VICTOR BONNET;

Médecin, Professeur particulier de Thérapeutique et de Matière médicale, Membre de plusieurs Sociétés médicales; Rédacteur général des Annales cliniques de la Société de Médecine-pratique de Montpellier.

Il n'y a point de temps fixe pour les règles des femmes, dit Lanzonus *(Ephé. germ. cent. I et II, obs.* 42, *pag.* 110 *)*; il y a des femmes qui, à cinquante ans, sont encore bien réglées, et il y a des filles qui, à dix ans, ont leurs menstrues. Je connais une servante de soixante-dix ans à qui cette évacuation dure quatre jours chaque mois; je connais plusieurs Dames de pareil âge qui se trouvent dans le même état. J'ai vu, ajoute-t-il, une petite fille de cinq ans, une autre de sept, qui avaient leurs mois. Planque *(Bibliothèque de Médecine)* qui rapporte ces faits, en signale encore de bien plus surprenans relativement à l'apparition prématurée du flux menstruel. Parmi le nombre nous choisirons les deux suivans:

« On lit dans le *V.*e *vol. des Actes physiques médicales germaniques, obs.* 131, *pag.* 442, l'histoire d'une petite fille à peine née qui avait du lait dans les mamelles, et qui, à l'âge de trois ans, avait ses règles ».

« La fille d'un Baron eut à peine atteint l'âge de quatre ans, qu'elle fut réglée, et cette évacuation se faisait exactement tous les mois; son

I

visage vieillissait, et à huit ans ses forces lui manquèrent, et elle mourut sans autre maladie *(Ephé. germ., déc. 3, année 7 et 8, obs. 149, pag. 267)»*.

A la suite de ces exemples, de menstruation précoce, rapportons quatre autres cas :

Le premier, nous a été communiqué par M. Roubieu, membre titulaire de la Société de Médecine-pratique. On m'a rapporté, dit ce médecin, que la fille du nommé Langoiset, boucher au village de Brissac, près de Ganges, était réglée depuis l'âge de dix-huit mois. Actuellement (29 Août 1819) cette petite fille est âgée de deux ans et demi; ses menstrues se montrent régulièrement, chaque mois, sans aucun prélude fâcheux, et elles durent constamment deux ou trois jours sans l'incommoder, La quantité de sang qu'elle perd, ajoute M. Roubieu, est relative à son âge et à son tempérament qui est sanguin.

Le second, est relatif à l'une des femmes de Mahomet, nommée Cadhisja, qui, selon Prideaux, il épousa étant âgée de cinq ans, et qu'il admit à sa couche à l'âge de huit ans.

Le troisième, a été observé à Bessan (1), par M. Cazals, médecin à Agde, sur une petite fille de six ans, qui, depuis quelque temps, éprouvait, périodiquement, chaque mois, des coliques abdominales, des migraines, des hémorragies nasales et une toux spasmodique. Cet enfant, peu après le traitement que le praticien distingué d'Agde

---

(1) Village situé sur la rive droite de l'Hérault, à une lieue d'Agde, et à environ 4 lieues de Beziers.

crut devoir mettre en usage, ne ressentit plus aucune souffrance dès l'éruption des règles. Le second retour périodique, dit M. Cazals, amena, à part quelqu'autres signes prodromes d'une menstruation pénible, des douleurs dans les reins, un prurit aux parties de la génération, et le gonflement des mamelles. Autrement cette jeune fille a continué de payer régulièrement et sans douleurs, son tribut mensuel, qui dure pendant trois jours de suite (1).

Le quatrième cas, que nous avons observé, a pour sujet une Dame de Florensac (2), qui fut nubile à neuf ans, qui fut mariée à douze, et qui à treize ans devint mère. Madame de Tondut donna successivement la naissance à 9 enfans, et, le 22 Décembre 1800, elle mourut âgée de quarante-huit ans, des suites d'un ulcère cancereux à l'utérus.

D'après tous ces faits, et quelques autres que nous aurions pu rapporter (3), peut-on se refuser à croire que l'évacuation sanguine périodique

---

(1) Annales cliniques, 1.re série, T. XI, pag. 361.

(2) Petite ville située sur la rive gauche de l'Hérault, à une lieue d'Agde, et à 8 lieues de Montpellier.

(3) Fernel (path., lib. VI, c. XVI) cite l'observation d'une fille qui fut réglée à huit ans.

On a vu à Paris, en 1783, une petite fille âgée de 7 à 8 ans, qui avait en quelque sorte été réglée dès sa quatrième année. Baudelocque, Art des Accouchemens, 5.e édit., T. I, pag. 174.

Chambon (Traité des maladies des filles, 2.e édit. T., I pag. 195) dit : « J'ai vu plusieurs enfans qui ont eu leurs règles à sept ans; je n'en connais qu'une chez qui cette évacuation ait eu un retour régulier. La plupart de ces filles n'ont été réglées constamment qu'à l'âge de onze, douze, ou même quatorze ans. Quelques-

chez la femme, soit plutôt l'effet d'une loi primordiale de la nature que le résultat d'un besoin factice contracté, selon Roussel (1), dans l'état social? L'intempérance peut bien, chez les filles qui se livrent aux plaisirs de l'amour avant le temps fixé par la Nature, rendre plus précoce la menstruation. Le mariage, que l'on conseille à quelques filles chlorotiques ou malades par le défaut d'écoulement menstruel, obtient ordinairement les plus heureux succès; mais, dans ces cas, tous les signes caractéristiques de la puberté, s'étaient manifestés. Au contraire, chez les enfans qui nous ont fourni les exemples de règles prématurées, on ne saurait supposer que l'accomplissement de la fonction dévolue à l'utérus, fût le résultat des sentimens qu'une passion ignorée n'a pu leur faire éprouver, et non plus qu'elle soit l'effet d'une détermination communiquée par la mère à l'enfant (2).

L'élégant écrivain dont nous combattons la

---

unes, avant que les règles s'établissent constamment, ont encore eu l'écoulement à diverses époques; quelques autres ne l'ont eu que pour être continué régulièrement. Il est d'observation que dans nos provinces du midi les filles sont souvent réglées à huit, neuf et dix ans ».

(1) Système physique et moral de la femme, pag. 113 de la 6.e édition.

(2) L'évacuation menstruelle, dit Roussel, une fois introduite dans l'espèce humaine, se sera communiquée par une filiation non interrompue; de sorte qu'on peut dire qu'une femme a maintenant les règles, par la seule raison que sa mère les a eues, comme elle aurait été phthisique, peut-être, si sa mère l'eût été (*pag.* 116 *de l'ouvr. cit.*).

pensée (que l'écoulement menstruel n'est point une institution naturelle) a dit encore : « qu'il a dû exister un temps où les femmes n'étaient point assujetties à ce tribut incommode ». Or , pourquoi s'est-il exprimé en ces termes : « Sans cet écoulement, la beauté ne naît point où s'efface, l'ordre des mouvemens vitaux s'altère , l'âme tombe dans la langueur, et le corps dans le dépérissement ». Assurément il est à regretter que cet ingénieux auteur ait avancé une opinion aussi spécieuse, soit d'après quelques conjectures, soit sur le rapport de quelques voyageurs qui affirment que , parmi les nations sauvages et notamment en Amérique, il existe des peuplades entières où les femmes ne sont jamais réglées. Lery , il est vrai, a fait la même remarque au sujet des femmes des Topinambous ; Charleton , de celles du Brésil; et Pechlin, de celles du Groënland. Le Père de la Médecine a aussi observé que les femmes des Scythes éprouvaient beaucoup d'irrégularités dans leurs périodes menstruelles, et que plusieurs, même, n'y étaient nullement soumises. En parlant du *sphagnum palustre*, Linné , dès avoir remarqué , d'après le rapport qui lui avait été fait , que les femmes des Lappons se servent de cette espèce de mousse pour recevoir et pour essuyer le sang menstruel, dit : « La Nature suit partout ses lois d'une manière uniforme, et telle est la raison pour laquelle les femmes des Lappons sont, comme les autres, assujetties à la menstruation ; quoique, cependant,

l'on puisse dire que ces femmes n'évacuent chaque
mois qu'une bien moindre quantité de sang. J'en
ai vu plusieurs qui n'avaient jamais éprouvé la
menstruation ; aussi, elles étaient stériles, quoique
mariées. J'ai connu des jeunes filles qui n'étaient
point réglées pendant l'Hiver, et qui, seulement,
l'étaient dans l'Été. Bien plus, j'en ai observé
qui ne voyaient leurs menstrues qu'une fois dans
le courant de l'année, mais toutes avaient les
extrémités inférieures engorgées (*Flora Lappon.*,
pag. 314) ». Aureste, toutes ces exceptions, dont
quelques-unes ont été rémarquées chez quelques
Européennes, déposent-elles contre la loi géné-
rale qui astreint la femme à payer un tribut
mensuel ? Non. Elles prouvent, tout au plus,
que la Nature est sujette à des écarts plus ou
moins grands, à des variétés dans ses opéra-
tions, et que ces variétés, quoiqu'elles puissent
dépendre d'un vice d'organisation ou de quelque
état morbide de l'utérus, sont quelquefois le
produit d'une ou de plusieurs causes différentes,
telles que l'action du climat, le régime, l'éducation, le tempérament, la constitution et la
profession de l'individu. L'influence du climat
n'est-elle pas en général évidente : 1.º chez les
filles des contrées équatoriales, que l'on sait être
ordinairement réglées dès l'âge de huit, neuf à
dix ans ; 2.º chez celles des pays froids qui, com-
munément, ne le sont qu'à quinze, dix-huit à
dix-neuf ans ; 3.º enfin, chez celles des pays tem-
pérés qui n'éprouvent, le plus souvent, leurs

évacuations sanguines périodiques, qu'à l'âge de douze, treize à quatorze ans? Mais, pour ne point prolonger ce premier point de nos réflexions, qu'il nous suffise de dire avec M. Jouard (1) cité par M. Gardien (2) : « Comment considérer comme le produit de l'état social une évacuation qui se trouve chez les femmes de tous les pays et de tous les temps, à quelques exceptions in-finiment rares; qui, chez toutes, est soumise à des règles constantes, invariables; qui est rigou-reusement indispensable pour la conservation de la santé, et dont les dérangemens menacent souvent la vie ; qui, chez toutes , à quelques exceptions près, dépendant des localités, du tem-pérament, de la manière de vivre, paraît, existe, et cesse aux mêmes époques et dans les mêmes circonstances ; qui, chez toutes, est précédée de symptômes plus ou moins marqués qui annon-cent ce moment critique, et les efforts que fait la nature pour son établissement primitif à l'épo-que déterminée par elle ? Les règles sont au con-traire une institution naturelle dont l'objet , suivant plusieurs auteurs, est la fécondité. Cet écoulement est le produit d'une action particu-lière de l'organe utérin. Si les mouvemens de la Nature, au lieu de porter les fluides vers l'utérus dont elle doit uniquement s'occuper à l'époque de la puberté, les dirige vers d'autres organes,

---

(1) Essai sur quelques points de l'histoire naturelle de la femme.

(2) Traité complet d'Accouchement, et des maladies des filles , des femmes et des enfans; 2.e édition , T. I, pag. 213,

il en résulte toujours des désordres plus ou moins graves : les femmes chez lesquelles ces écarts de la nature ont lieu sont sujettes à des congestions dans différens organes, et à un grand nombre de maladies dont le flux menstruel, bien établi, peut seul les délivrer ».

Il est peu de praticiens, sans doute, qui n'eussent plusieurs faits à citer à l'appui de ces résultats cliniques; nous en offririons quelques-uns à l'attention de nos lecteurs, mais nous nous contenterons de consigner ici le seul cas suivant, observé par un homme instruit et judicieux, par M. Albert, médecin à S.ᵗ-Chinian.

« Une jeune fille était devenue, à cause du défaut de menstruation, d'une maigreur telle, qu'elle n'avait que la peau collée sur les os; c'était un véritable squelette vivant à l'âge de 18 ans; elle saignait quelquefois du nez, et son sang était dans un tel appauvrissement et dans une si grande dissolution, que les linges qui en étaient mouillés, n'en étaient pas tachés; elle n'a dû son rétablissement qu'à l'éruption des menstrues qui vinrent arrêter la vie au moment où elle était prête à s'envoler ».

Quoiqu'on ait dit que dans nos climats les femmes cessent, pour l'ordinaire, d'avoir leurs menstrues à 45 ou 50 ans; que celles des contrées septentrionales ne les voient disparaître qu'à 55 ou 60 ans, et que celles des pays les plus chauds ne les voient se prolonger que jusqu'à l'âge de 30 à 35 : on a dit aussi, avec juste raison, que chacune de ces époques ne sont ni fixes, ni invariables, car la disparition naturelle des *mois*, a ses nombreuses anomalies et variétés, comme l'époque de leur première éruption. En preuve de ceci, nous avons rapporté plusieurs faits; et c'est encore par des faits que nous allons confirmer le second membre de la proposition que nous venons d'émettre.

Shaw, selon Zimmermann, dit que sur les côtes de Barbarie, les filles deviennent mères à 11 ans, et grand-mères à 22. Les filles conçoivent à 9, 10 et 11 ans à Goa, ajoute l'auteur du Traité de l'Expérience, et sont hors d'âge à 30 ans *(T. III, pag.* 140*)*.

M. Gardien, parlant de la fécondité et de la menstruation prolongées dans nos climats, et sans que les femmes aient éprouvé plus d'accidens que dans un âge ordinaire, s'exprime ainsi : « Chez les femmes qui sont encore réglées dans un âge avancé, on a vu quelquefois la fécondité se prolonger jusqu'à l'âge de 60, 67, et même 70 ans (1). Haller, continue-t-il, cite, dans ses Elémens de Physiologie, plusieurs exemples de fécondité aussi tardifs *(ouvr. cit., p.* 116*)* : et, ajouterons-nous, cet homme immortel a observé un grand nombre d'exemples de prolongation des menstrues, depuis l'âge de 60, 80, 100 ans et au delà. L'observation faite par feu le Docteur Beziat, sur une veuve âgée

(1) Voy. le **T.** 18, p. 374, de l'Histoire naturelle de Buffon, qui a été publiée par Sonnini.

de 87 ans, qui avait donné le jour à quatorze
enfans, et qui était encore régulièrement réglée
(*Annales clin.*, 1.re sér. *T. IV*, *pag* 188); celle de
l'épouse à M. Papailhou Larroque, âgée de 80 ans,
que M. Malgouyré, praticien à Cordes, vient de
publier (*voy. p.* 188 *de ce cah. des Annales*); celle
de cette femme qui, à 106 ans, avait encore ses
mois, et dont l'Histoire de l'Académie Royale des
Sciences fait mention (*année* 1708, *hist. p.* 52,
art. 3); celle que l'on lit dans un mémoire de Tré-
vous (*Novembre* 1708), d'une femme qui à l'âge de
cent ans, après avoir cessé d'être réglée pendant
cinquante, éprouva une nouvelle menstruation
qui dura quatre années; celle que nous rapportons en note d'après Schenckius (1); celles, enfin,
que nous aurions pu puiser dans quelques jour-
naux de médecine (2), et dans les ouvrages de
quelques écrivains habiles (3), sont toutes des
exemples non équivoques de menstruations très-

---

(1) *Nobilis fœmina Bumgardica ex Desbeck novit mulierem* 103
annorum honestam, quœ cùm esset annorum 101 *recepit menses
ordine fluentes, magná commoditate naturæ et valetudinis. Retinuit istum ordinarium fluxum* 101, 102 *et* 103 *; sed hoc anno
profluxibus iisdem tentata, occubuit.* Observ. Med. Rarior. Lib.
IV, pag. 607. In-fol. Lugduni, 1643.

(2) Selon M. Dupin, médecin à S.t-Sever, Anne Duman,
veuve du Frêche, habitant la commune de Donsacq, est restée
menstruée jusqu'à l'âge de 106 ans, époque où elle est morte des
suites d'une dysenterie épidémique. *Journal général de Médecine*;
tom. 46, *pag.* 348.

(3) Le célèbre Van-Swieten, dit, d'après Thomas Bartholin
(*epist. med. Cent.* 4, *pag.* 432): *Mulier quædam octogenaria, à
duobus circiter annis, menstruas purgationes patitur,* εντακτος,

prolongées, ou qui sont survenus plus ou moins
long-temps après leur cessation réelle : toutes
démontrent la fausseté de l'opinion de Varandée,
qui dit, que l'écoulement menstruel cesse quelquefois à soixante ans, mais qu'il ne peut point
aller plus loin ; toutes prouvent contre le sentiment de Manningham, d'Astruc, de Zimmermann, de Chambon, etc. (1), qu'il ne faut point
toujours considérer comme suspectes les régles
qui se font au delà de cinquante à cinquante-
cinq ans : car, tant que l'utérus continue à attirer
et de livrer passage, à des époques fixes et régu-
lières, au sang qui constitue les mois, que l'écoulement menstruel se fait sans incommodité, et
que la femme n'éprouve aucune douleur dans
l'utérus ou dans quelques-unes de ses dépendances,
pourquoi regarderait-on comme un état morbide les effets d'un acte naturel ; et comment
celui-ci pourrait-il inspirer quelque crainte, lors
surtout que l'on sait que la matrice peut, jusqu'à

---

cum sanitatis commodo et ευφορία. Comment. in Aphorism. H.
Boerhaavii, etc., tom. IV, pag. 349.

(1) La Mettrie, après avoir dit qu'il a vu une religieuse à S t-
Malo, être encore réglée à l'âge de 60 ans, ajoute : D'autres ont
fait la même observation sur des femmes de 70, de 77, 78,
80, 82, 85, 88, 89, 90, 100, 102, mais la plupart de ces
excrétions sont peu naturelles, et les effets de quelque maladie ;
souvent même annoncent-elles une prompte mort (*institution de
médecine de Boerhaave*, 2 e édit., tom. *VI, pag.* 114.

Il est vrai de dire que la prolongation des règles est due quelquefois, à un état morbide de l'utérus ; mais l'expérience n'a
point encore justifié le fâcheux pronostic que ce médecin a porté
à leur sujet.

un âge très-avancé, recevoir et faire développer le germe de la reproduction? Au contraire, tout médecin, instruit de ces circonstances, ne concevra de justes appréhensions que lorsque les menstrues prolongées au-delà du terme de leur cessation ordinaire, seront irrégulières, déréglées, qu'elles altéreront la santé de la femme, et que celle-ci ressentira, dans la région de l'utérus, des douleurs plus ou moins graves, ou que l'on remarquera quelques phénomènes dépendans d'une lésion particulière de cet organe. Nous aurions déclaré comme suspecte la menstruation prolongée de la femme qui fait le sujet de la seconde observation que cite Schenkius, dès le moment que les règles eurent lieu d'une manière très-irrégulière (1); et, dans le sentiment d'Astruc, et à l'exemple de Chambon, nous citerons le cas suivant, de règles tardives, comme un véritable état de maladie, et provenant d'une ulcération ou d'une affection analogue de la matrice.

« Une Dame bien constituée, et qui n'avait presque jamais été malade, se plaignit, à l'âge de quatre-vingt-dix ans, d'une faiblesse dans les yeux et d'une langueur. Deux ans après, les règles, qui s'étaient supprimées depuis quarante ans, re-

---

(1) *Marescalkia Psettenburg et Ketleris nota, nobilis fœmina, cùm ageret annum 70 et amplius, recepit suos menses ordine, bene valens, et retinuit annos 4. Quarto tamen anno videbantur ab ordine discedere, et inordinatiùs prodire, atque ita adhuc valet hoc an. 84, quid secuturum si: videndum. Obiit autem anno 90* (*vid. op. cit. pag. ibid*).

parurent périodiquement, ce qui l'étonna d'abord; mais comme elle ne se sentit point incommodée, elle laissa agir la Nature. Cette évacuation revint tous les mois pendant un an, ensuite elle diminua et discontinua peu à peu : il survint pour lors à cette Dame une privation complète de la *vue avec une petite fièvre* accompagnée de tous ses symptômes ordinaires; la malade enfin épuisée mourut à l'âge de quatre-vingt-quatorze ans (1) ».

La menstruation, a-t-on dit, est une des conditions les plus ordinaires de la fécondité des femmes; mais celles qui perdent du sang périodiquement par des parties éloignées de celles de la génération, sans qu'il se soit écoulé dans aucun temps par l'utérus, sont-elles aptes à devenir mères? Chambon, qui s'est fait cette question et qu'il a tâché de résoudre, l'a décidée pour la négative. Mais, parce que Morgagni a observé, dans le cadavre de la plupart des femmes qui n'avaient point été réglées, des vices de conformation dans l'utérus, et dans les parties qui lui sont adhérentes, fallait-il en conclure que les évacuations menstruelles connues sous le nom de règles déviées, indiquent un vice réel dans la matrice, et peut-être dans sa conformation; qu'elles donnent lieu à la stérilité en supposant gratuitement (2), que si cet organe cesse d'être abreuvé par le sang

_____

(1) *Obs. par Ehrenfried Hagendorn. Ephém. des Cur. de la Nat. Dec. 2 . an 6, obs* 144.

Colect. Académique, T. 7 *de la Part étrangère, pag.* 461.

(2) Chambon , ouvr. cit. , T. 2 , pag. 52 et 386.

qui avait coutume de suivre cette voie, se des-
sèche, se durcit, et qu'il est, par conséquent,
incapable d'exercer les fonctions auxquelles il
était destiné? Baudelocque, M. Vigarous, et d'autres écrivains non moins distingués, ont émis,
sur le point en question, une opinion qui nous
paraît plus conforme avec la saine observation.
Le premier, en parlant des règles, dit : s'il se
rencontre quelques femmes qui ne soient pas
réglées, il en est peu qui n'éprouvent périodiquement une évacuation quelconque, qui tienne en
quelque sorte lieu de la première (1). Le professeur de la Faculté de Montpellier (2) embrassant
la question dans un sens plus étendu, s'exprime
ainsi : chez certaines femmes le sang ne paraît
pas, étant tout de suite repompé à mesure qu'il
est excrété. La matrice n'en perd pas sa vitalité,
et ses facultés, quoique les règles soient détour-
nées sur d'autres parties; elles sont seulement
suspendues et peuvent revenir.

Morgagni, dont Chambon a invoqué l'autorité,
professe une opinion bien différente à la sienne
relativement à l'aptitude pour la conception, des
femmes qui n'ont jamais été astreintes à la menstruation : *plurimœ sunt*, dit-il, *quœ illis carentes
purgationibus pepererunt.* Il est certes des cas de
règles déviées qui, d'après l'observation, pourraient
faire croire que les femmes qui en sont l'objet,

---

(1) Traité sur l'Art des accouchemens ; T. I, pag. 173.
(2) Cours élémentaire de maladies des femmes; T. I.

seront stériles. Plusieurs auteurs citent comme peu aptes à la génération les femmes qui voyent leurs *mois* très-peu en rouge, mais particulièrement en blanc : à plus forte raison on déclarera stériles celles qui n'éprouvent, à chaque époque menstruelle, qu'un écoulement lymphatique, ou en d'autres termes, des fleurs blanches. — Baudelocque, a connu une femme de quarante-cinq à quarante-huit ans, qui, depuis l'âge de quinze, éprouvait périodiquement, chaque mois, un dévoiement dont la durée était de trois ou quatre jours ; elle n'a jamais été réglée, ajoute-t-il, ni donné des preuves de fécondité. — Nous avons donné nos soins il y a quinze ans, à une femme, âgée d'environ vingt-huit ans, qui avait été très-bien réglée étant jeune fille, mais qui depuis son mariage et surtout depuis qu'elle avait entrepris le métier de lessiveuse, n'avait plus vu paraître ses menstrues que très-irrégulièrement (1), et enfin, être remplacées, chaque mois, par des coliques abdominales très-fortes, et par une éruption d'ecchymoses, plus ou moins grandes, sur les deux fesses et sur la surface des deux cuisses : Une potion anti-spasmodique, et l'usage de l'eau de veau ou celle de poulet, dans laquelle on faisait infuser quelques feuilles d'oranger, ramenaient le calme ; et, dans les 24

---

(1) L'apparition irrégulière des menstrues et leur déviation, ont été notées, par Mercatus et Rodericus à Castro, comme portant grand dommage à la population.

heures, on voyait l'état de souffrance disparaître
en même temps que l'éruption en question s'opé-
rait. Cette femme avait assurément acquis cet état
morbide en se mettant dans l'eau toutes les fois que
son métier l'exigeait, et sans aucun égard pour
ses évacuations périodiques. Du reste, elle a toujours été stérile. — Madame ***, fut mariée âgée
d'environ vingt ans; à vingt-deux, elle mit au
monde un enfant très-bien portant, mais, par
l'impéritie de l'accoucheuse, elle éprouva une
très-forte hémorragie utérine. Depuis, elle n'est
plus devenue mère. En vain, nous employâmes,
de concert avec feu le célèbre Fouquet, tout ce
que l'Art put nous suggérer pour assujettir de
nouveau Madame ***, à la menstruation. Néan-
moins elle acquit une belle santé, dont elle jouit
encore; et quoiqu'elle soit âgée d'environ quarante
ans, elle continue d'éprouver chaque mois, en
place de ses règles, une forte sueur aux aisselles et
aux mains. Habituellement, Madame *** transpire
beaucoup par ces parties, mais cette excrétion
cutanée ne paraît point différer de l'autre en aucune manière.

Si tel eût été notre projet de considérer plus
longuement cette partie de l'histoire de la menstruation, nous nous en serions occupés avec
plaisir; mais, comme les cas particuliers de stérilité que nous avons observés pourront faire
le sujet d'un nouveau mémoire, nous nous bor-
nerons, pour le moment, à l'exposé des faits
suivans, qui établissent que les femmes bien por-

tantes, quoiqu'elles n'aient jamais éprouvé aucun écoulement menstruel, mais dont les parties indispensables au succès de la reproduction sont exemptes de tout vice contre nature, peuvent concevoir ; et, de même, celles qui sont périodiquement assujetties à quelque hémorragie supplémentaire.

La femme Alberni, dit M. Morand, chirurgien à Névian, sans jamais avoir été réglée, ni avoir éprouvé aucune évacuation étrangère à la menstruation, a donné le jour à cinq enfans *(voy. la pag.* 191 *de ce cah. des Annales cliniques).*

Fabrice De Hilden, dit avoir connu une femme de quarante ans, qui, après son mariage, accoucha heureusement de sept enfans, quoiqu'elle n'eut jamais éprouvé ses mois. *(Obs.* 41 *, cent.)*

Law, rappelant l'exemple de sa sœur, dit : *Et ego ipse novi amitam, quæ nunquam guttam menstrui experta, octo filios concipit, et successivè annuatim peperit (Medicina legalis;* C. V, pag. 265).

Schenckius, dans l'article *De Conceptione, obs.* 1, *pag.* 536 *de l'ouvr. cit.*, a réuni un grand nombre de faits, dont les trois que nous allons citer font partie.

« *Recitavit Gentilis se vidisse mulierem, quæ nunquam habuit menstrua, et peperit multos filios.* Nicolus, *serm.* 6, *tract.* 3, *cap.* 4.

« *Mulier quædam Montisbani, nunquam menstrua passa fuit, et tamen peperit duodecies, et liberorum adhuc nostro tempore multi superstites sunt.* Rondeletius, *cap.* 24. *Meth. curand. morb.*

« *Accepi Tholosanam quandam fœminam cons-*

titutionis sanguineæ, vegetique omnino habitûs,
utriusque sexûs fœtûs enixam esse feliciter, ad
octodecim usque numero citràque aliquod tum sui
ipsius, tum prolium incommodum, vitiumque ali-
quod. Quare mulier concipere et parere potest,
citra mensium efflorescentiam, intellige externam
et manifestam, non verò sine omnimodâ horum
apparitione, vel alluvione aliquá, saltem internâ,
ad locellos muliebres, etc. Joubertus, *popular. er-*
rorum; lib. 2, cap. I.

On lit dans les éphémerides d'Allemagne, année 1672, l'observation d'une jeune femme qui,
après huit ans de mariage, et sans qu'elle eut été
assujettie au cours des règles en aucun autre temps
que pendant la gestation, assurait qu'elle était
enceinte toutes les fois qu'elle les voyait paraître.
Deventer *(Art des Accouchemens, chap. XV)*,
cite l'exemple d'une femme qui n'a jamais été
réglée que durant ses grossesses. — M. Maygrier,
a fait la même observation sur une femme, autre
fois malade à l'hospice Cochin, qui n'était égale-
ment réglée que lorsqu'elle devenait grosse (1).

Si, d'après les faits que nous venons de rapporter, il est incontestable que la génération peut
s'effectuer chez les femmes non réglées (2); qu'il
arrive quelquefois selon de Buffon, que la con-

---

(1) Diction. des Scien. médicales, art. Menstruation, pag. 377.

(2) Linné assure que les femmes des Lappons, non réglées, étaient
stériles quoique mariées ; et les voyageurs, d'après lesquels nous
avons dit que les Brésiliennes et les Groëlandaises ne sont point
assujetties à la menstruation, assurent quelles ne laissent pas d'en-
gendrer quoiqu'elles n'éprouvent aucun écoulement périodique.

ception devance les signes de la puberté ; qu'il y a beaucoup de femmes qui sont devenues mères avant que d'avoir eû la moindre marque de l'écoulement naturel à leur sexe ; peut-on dire, avec ce grand peintre de la Nature : ceci prouve bien clairement que le sang des menstrues n'est qu'une matière accessoire à la génération, et qu'elle peut être supprimée ? Sans doute que, là où la Nature nous montre que l'éruption menstruelle n'est point d'une nécessité absolue à la génération, l'on ne saurait nier ou se refuser à croire ce qui est de toute évidence. Mais, lorsque la femme aura été assujettie au cours des règles, et que celles-ci viendront à être supprimées par une cause quelconque, nous dirons avec Hippocrate : *Si mulieris menses non prodeant omninò, aut ab omnibus relatis, etiam sic non concipit.* Et nous dirons encore avec ce grand observateur : *Si verò pauciòres quam debeant menses prodeant, neque sic prœgnans fit* (lib. de sterili.). La suppression morbifique des mois est, en effet, considérée, par tous les médecins, comme la source d'un grand nombre de maux, et comme une cause essentielle de stérilité ; à moins cependant que le sang des menstrues, qui ne sort point périodiquement par l'utérus, ne soit remplacé par une évacuation sanguine supplémentaire. Alors la matière des règles, quoiqu'elle soit évacuée par une voie étrangère, sera suffisante pour assurer la santé de la femme, pour favoriser la reproduction, et pour faire recueillir la preuve indubitable que, dans ce grand dessein

de la Nature, elle est plus qu'accessoirement né-
cessaire. Telle est la conviction que, vraissembla-
blement, laissera dans l'esprit du lecteur, la
méditation des deux observations suivantes, re-
latives à deux aberrations du flux menstruel
suivies de grossesse, faites par M. de Reynal, D.
M.; Président du Comité central de la Société de
Médecine du département de l'Eure (1).

Première observation. « Par respect pour la mo-
rale publique, j'avais d'abord eu l'intention de
ne présenter que les seuls faits de la première
de ces observations (dernière dans l'ordre des
temps), dépouillées des circonstances historiques
qui lui appartiennent. La réflexion me détermine
à la donner avec tous ces détails, persuadé que
rien n'est indifférent pour l'observateur qui re-
cherche la vérité entière dans tout ce qui tient
à l'intérêt de la Science, et dans tout ce qui peut
conduire à la connaissance des causes occultes de
certaines aberrations, dont la découverte pourrait
spécialement reculer les bornes de la Physiologie,
de la Pathologie et de la Thérapeutique. Je me
décide d'autant plus volontiers à donner cette
observation entière, que les bonnes mœurs ne
peuvent être blessées, et que la personne qui en
est le sujet restera inconnue.

» Dans le courant de l'Automne dernier, 1817
(date précise oubliée), une fille dans sa trente-
troisième année, grande, forte, bien constituée,

(1) Voyez le Bulletin des Sciences médicales, publié par cette
savante compagnie : 2.e trimestre, Avril 1819, pag. 98.

d'un tempérament sanguin prédominant, vint me consulter sur un *embarras abdominal extraordinaire et très-dur*. D'après ses réponses à mes différentes questions, je la soupçonnai enceinte et l'instruisis avec ménagement, de mon opinion; cette fille, quoique de la campagne, qui a de l'esprit, et qui a reçu une éducation au-dessus de son état, se croyant certaine de ne pas être grosse, par les motifs qui vont être expliqués, me déclara que non-seulement elle n'était pas enceinte, mais encore qu'elle ne s'était jamais mise dans le cas de le devenir.

» Cette dénégation n'ayant rien changé dans le jugement que j'avais porté de son état, je me contentai de lui prescrire, pour la forme, l'usage d'un peu d'extrait de genièvre, et quelques soins hygiéniques, en l'invitant à venir me voir dans quelque temps En effet, trois semaines ou un mois après elle revint; mais l'augmentation du bas-ventre, celle de sa gorge, et les mouvemens de l'enfant bien reconnus, ne lui laissaient aucun doute sur sa position; elle était au désespoir; et, me donnant alors toute sa confiance, me fit le récit dont voici la substance :

» Au commencement de sa quinzième année, la menstruation se déclara chez elle d'une manière abondante, sans symptômes précurseurs; à peine deux ou trois heures s'étaient écoulées depuis cette première éruption, qu'une très-grande frayeur la supprima subitement; cette fille ne s'en trouva point incommodée, et ne fit rien pour la rappeler.

» Trois semaines ou un mois après, il lui survint une tumeur au côté droit de la poitrine, située à la partie moyenne de l'intervale entre la cinquième et la sixième des vraies côtes ; cette tumeur, rouge, douloureuse, avec élancement, fit des progrès rapides, devint proéminente, s'abcéda au bout de quelques jours, par une très-petite ouverture ronde à son entrée, donna environ une cuillerée à bouche de pus blanc, épais, sans odeur, s'affaissa, et les douleurs disparurent. Le lendemain la malade se croyait guérie, lorsqu'elle s'aperçut que par l'ouverture fistuleuse de ce dépôt suintait un sang clair qui paraissait très-pur ; elle se contenta d'y appliquer quelques compresses de linge fin ; le suintement continua pendant quatre à cinq jours, après quoi l'ouverture fistuleuse se referma, laissant à peine des traces de son existence.

» Elle ne songeait plus à son accident, lorsqu'un mois après elle sentit son côté humide, et s'aperçut que la fistule s'était ouverte sans douleur et laissait suinter du sang comme précédemment.

» Depuis cette époque (14 ans et demi), jusqu'à celle de sa grossesse (32 ans et demi), laps de 18 années, elle a constamment été réglée tous les mois par cette voie extraordinaire !....

» Elle avait été élevée avec un jeune homme, de son voisinage, qu'elle aima dès sa plus tendre enfance. Au temps où les deux amans eussent pu être unis, les parens de la fille étaient tombés dans l'indigence ; ceux du jeune homme s'étaient

enrichis ; de là un obstacle invincible à leur
union. Cette jeune personne avait des principes
d'honneur ; elle eut le courage de résister à
toutes les, sollicitations de son amant , jusqu'à
l'âge de 24 ans environ. Le premier pas fait,
leur commerce continua, et continua avec d'autant plus de sécurité, qu'en conséquence de son
extraordinaire menstruation, elle se croyait par-
faitement à l'abri des suites de leurs liaisons. Différens partis proposés aux deux amans furent
rejetés, et ils vivaient tranquilles en attendant
un avenir plus heureux, lorsque la grossesse,
bien reconnue, rendit sa position d'autant plus
affreuse, que cette infortunée tenait essentielle-
ment à sa réputation , à la perte de laquelle
elle ne voulait pas survivre.

» Dans cette terrible situation, elle exigea mes
secours pour la débarasser de sa grossesse ; sur
mon refus, elle s'élança pour me quitter et aller
se donner la mort; sa figure, tous ses mouvemens
peignaient le plus horrible désespoir; j'eus de la
peine à la retenir.

» Ma position était très-pénible; je pris sur-le-
champ mon parti, lui promis de ne pas l'aban-
donner et de remplir son vœu, au risque de tout
ce qui pourrait m'en arriver. Tranquilisée par
ma promesse, elle m'assura d'un secret inviolable,
et je lui donnai un remède qui, disais-je, devait
la débaraser lentement, mais sans danger pour
son tempérament. Ce remède était des pilules,
que je fis préparer avec de la mie de pain, de

l'extrait de genièvre et un peu de gentiane; je joignis quelques conseils hygiéniques dont elle était loin de soupçonner le motif, et je m'empressai de mettre à profit le temps que j'avais gagné par cette ruse.

» Je mis dans la confidence son Curé; ce digne ecclésiastique, dont le jugement et la prudence égalent les principes d'humanité et de religion, et que je regrette de ne pouvoir faire connaître plus particulièrement, se concerta avec moi et avec le jeune homme, qui fournit aux frais de gésine nécessaires. La force du tempérament fut le prétexte de l'inutilité du traitement que j'avais conseillé; le prétexte d'une place avantageuse, mais éloignée, couvrit son absence, pendant laquelle elle fut mise dans une pension où elle est heureusement accouchée.

» Débarrassée et rétablie, elle est rentrée chez ses parens, *ne s'étant pas plue dans sa place.* Six semaines après ses couches, les règles qui, pendant toute la durée de la grossesse, avaient cessé sur le côté, ont reparu, mais par les voies ordinaires ; et depuis le mois d'Avril dernier (1818), première époque de ce retour naturel, elles ont continué chaque mois, et rien ne s'est manifesté à la poitrine. La personne jouit d'une santé d'autant plus parfaite, que, grâce au zèle et à la persévérance de l'estimable et bienfaisant ecclésiastique, les deux amans sont unis et jouissent de la plénitude du bonheur qu'ils ambitionnaient depuis tant d'années ».

Deuxième observation. « Un femme des environs de Gisors fut mariée à dix-neuf ans; elle a eu dix-sept enfans en quatorze couches, toutes très-heureuses : la première, un an environ après son mariage; la dernière, à trente-huit ans; elle n'a jamais eu de menstruation. A l'âge de quinze à seize ans, elle fut attaquée d'un léger saignement de nez par la narine gauche, qui se manifesta faiblement, mais sans interruption et d'une manière très-incommode, pendant environ trois jours, et qui cessa subitement comme il était venu. Depuis, le même saignement de nez s'est constamment renouvelé tous les mois, hors les temps de ses grossesses.

» J'ai quitté la ville de Gisors en 1792; cette femme avait alors quarante ans; il y en avait deux qu'elle était accouchée pour la dernière fois. Il y a quelques années que j'eus occasion d'en avoir des nouvelles précises; les hémorragies ou menstruations nasales avaient cessé à l'âge de quarante-deux ans; elle n'avait jamais eu d'autres maladies que ses couches, et jouissait de la plus parfaite santé ».

F I N.

A MONTPELLIER, de l'Imprimerie de J.-G. TOURNEL, Place Louis XVI, n.º 57. — 1819.

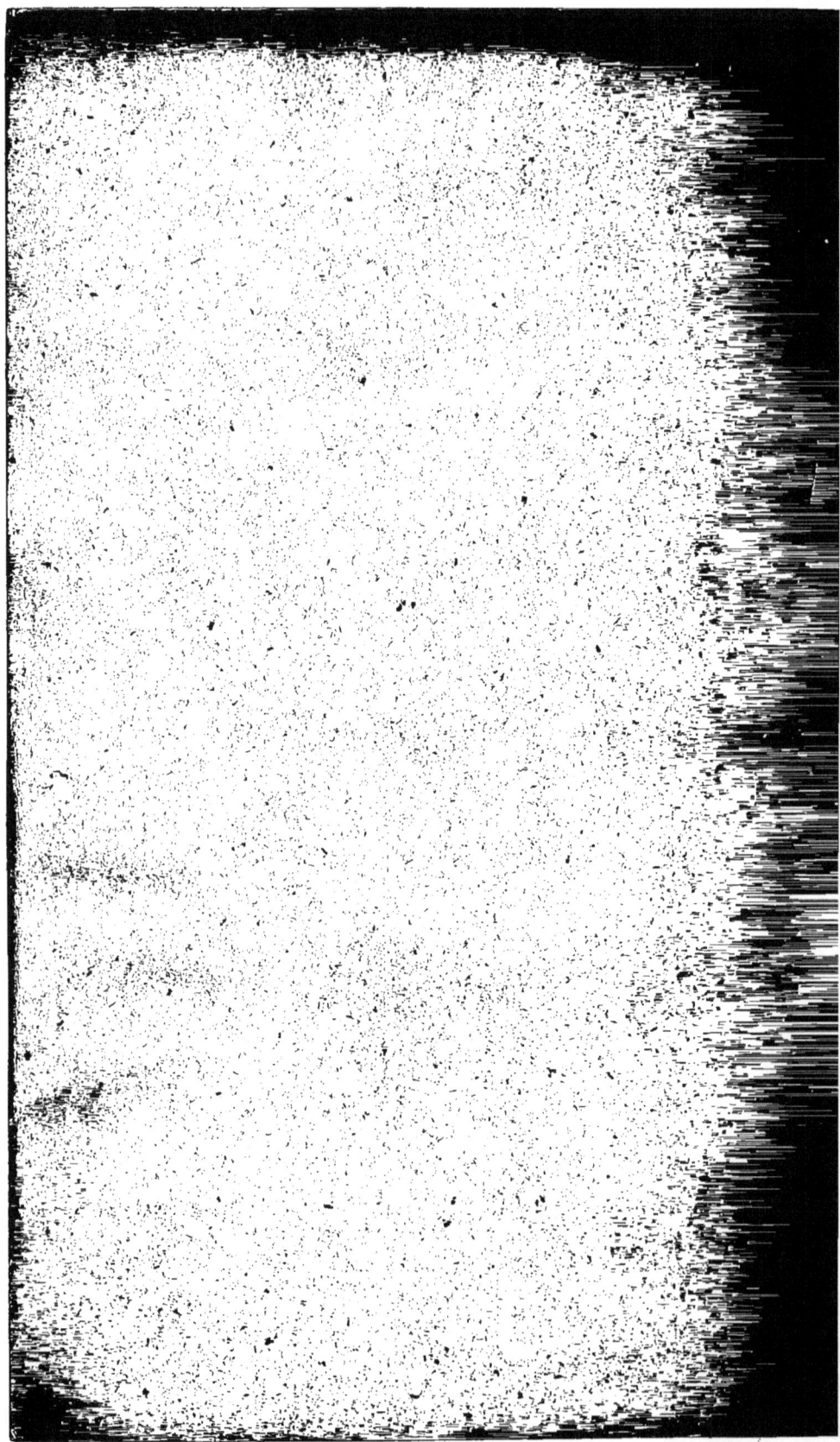

www.ingramcontent.com/pod-product-compliance
Lightning Source LLC
Chambersburg PA
CBHW060511210326
41520CB00015B/4189